RECHERCHES EXPÉRIMENTALES ET CRITIQUES

Sur la Toxicité de la Substance

DES CAPSULES SURRÉNALES

Par les Docteurs **ALEZAIS** et **F. ARNAUD**

MARSEILLE
TYPOGRAPHIE ET LITHOGRAPHIE BARLATIER ET BARTHELET.
Rue Venture, 19

—

1890

RECHERCHES EXPÉRIMENTALES ET CRITIQUES

Sur la Toxicité de la Substance

DES CAPSULES SURRÉNALES

Par les Docteurs ALEZAIS et F. ARNAUD

MARSEILLE

TYPOGRAPHIE ET LITHOGRAPHIE BARLATIER ET BARTHELET.

Rue Venture, 19

—

1890

Extrait du **Marseille-Médical.**

RECHERCHES EXPÉRIMENTALES ET CRITIQUES

SUR LA

TOXICITÉ DE LA SUBSTANCE DES CAPSULES SURRÉNALES[1]

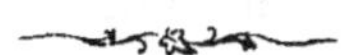

Au cours de nos travaux sur les fonctions encore si obscures des capsules surrénales, nous avons été amenés à rechercher si ces organes ne contenaient pas une substance toxique dont ils auraient pour mission de purifier le sang et d'opérer la transformation.

Cette étude a déjà attiré l'attention de plusieurs observateurs. Les uns comme Vulpian et Cloez ([2]), Virchow ([3]), Krukenberg ([4]), Mac Munn ([5]), etc., se plaçant plus spécialement au point de vue chimique, ont signalé dans le parenchyme capsulaire la présence de certains composés chimiques, tels que : acides hippurique et taurocholique, acide benzoïque, leucine, pyrocatéchine, hémochromogène.

(1) Les conclusions de ce travail ont été communiquées à l'Association française pour l'Avancement des sciences. Congrès de Paris, 1889.

(2) *Acad. sc.* 1857, II, 10 et *Gaz. méd. de Paris*, 1858.

(3) *Arch. f. pathol. Anat.* XII, p. 181.

(4) *Virchow's Arch.* Bd CI, 1885, p. 542-571.

(5) *Pathological section of the Birmingham Branch of the British med. Association*, 27 janv. 1888. *British med. J.* 1888, I, p. 233.

D'autres ont cherché à prouver par l'expérimentation, la toxicité du liquide capsulaire injecté chez les animaux.

A cette catégorie appartiennent les travaux de Foa et Pellacani, de Guarnieri et Marino-Zuco.

Il est indispensable, avant d'exposer en détail nos expériences personnelles, de faire connaître les résultats auxquels sont arrivés ces derniers auteurs. Quant à l'utilité pratique que peuvent présenter de semblables recherches, nul ne la contestera, si l'on songe que tout est encore à faire au sujet de la physiologie normale et pathologique des glandes surrénales, et que l'existence dans ces organes, à l'état normal, d'un produit toxique pourrait, si elle était prouvée, avoir une grande importance tant au point de vue physiologique que pathologique.

Aussi, bien des auteurs n'ont-ils pas attendu que ces nouvelles données fussent définitivement acquises à la science pour en faire la base de leurs théories sur les fonctions des capsules et sur la maladie d'Addison.

Il y avait donc un intérêt incontestable à discuter les expériences déjà faites, à les vérifier par de nouvelles recherches, de manière à être édifié sur leur réelle valeur. C'est ce que nous avons essayé de faire ici, espérant être en mesure plus tard d'élucider plus complètement la question.

I. Exposé des travaux antérieurs sur la toxicité des capsules surrénales.

Les premières expériences faites par Pellacani (1) ne nous arrêteront pas, attendu qu'elles ont été rappelées et reproduites avec plus de précision dans le Mémoire publié quatre ans plus tard et déjà cité de Foa et Pellacani (2).

Dans leurs recherches *sur le ferment fibrinogène et sur*

(1) Intorno agli effetti tossici della diluzioni acquose degli organi freschi. *Arch. della sc. med.* Vol. III, nº 24, 1879.

(2) *Archivio per le scienze mediche*, t. VII. 1883, fasciculo 2.

les actions toxiques exercées par certains organes frais, Foa et Pellacani avaient surtout en vue de démontrer que la propriété de provoquer la coagulation artificielle du sang appartient aussi bien aux éléments des parenchymes viscéraux qu'aux éléments circulants du sang. Le point de départ de leurs travaux sur le ferment fibrinogène a été l'effet expérimental suivant, obtenu par l'injection intra-veineuse, chez les lapins et les chiens, de la dilution aqueuse de certains parenchymes frais, particulièrement de la substance cérébrale et des capsules surrénales.

Les animaux opérés mouraient pendant l'opération, quoique celle-ci eût été faite avec les précautions les plus grandes et à l'autopsie pratiquée immédiatement, on trouvait le cœur battant encore, le ventricule droit et les vaisseaux de la petite circulation pleins de caillots récents. En d'autres termes, les auteurs avaient reproduit les mêmes phénomènes qu'on observe après l'injection intra-veineuse d'une forte quantité de ferment fibrinogène obtenu par la précipitation du sérum du sang soumis à l'action de l'alcool absolu (7 ou 8 volumes) pendant une ou deux semaines (1).

Nous ne suivrons pas les auteurs dans l'interprétation qu'ils donnent du fait précédent, et dans les expériences diverses qu'ils ont instituées pour vérifier leur hypothèse. Nous ne voulons retenir que les détails intéressant notre sujet, c'est-à-dire, l'action de l'extrait capsulaire surrénal.

Or, après avoir constaté par leurs premières expériences que l'injection intra-veineuse de l'extrait aqueux frais donnait la mort aux chiens et aux lapins, en amenant une coagulation du sang dans le cœur droit, Foa et Pellacani ont voulu extraire du parenchyme capsulaire le ferment fibrinogène par la méthode de Schmidt. Pour cela, ils ont procédé de la façon suivante (2) :

On prend 6 capsules surrénales de bœuf récemment tué ;

(1) Foa et Pellacani, loc. cit. page 120.
(2) Page 123.

on les broie et on les pile un certain temps dans un mortier, on les dilue avec 50 grammes d'eau, on filtre la mixture à travers un linge. Le liquide filtré est précipité par l'alcool concentré que l'on décante ensuite pour le remplacer par l'alcool absolu laissé au contact de l'extrait pendant trois semaines à la température de 6 à 10°. A ce moment on décante l'alcool, on dessèche le précipité dans le vide pneumatique. On le pèse ensuite, on le pulvérise dans un mortier et on le traite par 10 volumes d'eau distillée. Après deux heures, on filtre au papier et on obtient ainsi l'extrait aqueux que l'on va mettre en expérience.

Au lieu de capsules de bœuf, les auteurs ont employé aussi 6 capsules surrénales de chien broyées diluées avec 20 grammes d'eau, filtrées, etc., avec les mêmes préparations que ci-dessus (1).

L'extrait ainsi obtenu coagule rapidement le plasma sanguin du cheval, filtré à 0°, selon la méthode de Schmidt. Il coagule également le sang sur l'animal vivant et amène la mort, mais à plus forte dose que l'extrait frais non traité par l'alcool. Plus l'action de l'alcool est prolongée, moins actif est l'effet du liquide. Bien mieux, tandis que l'action coagulante *in vitro* est plus sûrement et plus rapidement obtenue en traitant d'emblée le liquide capsulaire par l'alcool absolu, l'action toxique exercée par l'injection intra-veineuse diminue rapidement dans ce cas, et fait même complètement défaut, si l'action de l'alcool absolu a été prolongée plus de 3 à 4 jours.

Autre remarque importante : l'extrait aqueux des paren-

(1) Il est bon de remarquer que, pendant ces manipulations diverses et prolongées, les expérimentateurs italiens ne mentionnent aucune précaution prise en vue de la stérilisation des liquides et de l'asepsie. Ils se contentent de recommander la plus grande propreté des vases, parce que le développement rapide et très abondant des microorganismes, qui troublent les préparations au bout de 12 à 24 heures, peut entraver le phénomène de la coagulation. Mais ils ne paraissent pas s'être mis à l'abri des causes ordinaires de fermentation des liquides éminemment altérables sur lesquels ils opéraient. Nous verrons plus loin que là est probablement l'explication des résultats obtenus par eux.

chymes viscéraux, porté pendant quelques instants à la température de 60°, voit diminuer sa propriété coagulante et ses effets toxiques. Si l'action de la température est prolongée pendant deux heures, l'extrait perd ses propriétés et devient inoffensif chez les animaux. Nous verrons plus loin l'exception à faire à l'égard des capsules surrénales.

La présence dans ces organes à l'état frais du ferment fibrinogène paraît résulter pour Foa et Pellacani des expériences suivantes (1).

Deux capsules surrénales prises sur un lapin vivant, mises immédiatement dans l'alcool absolu pendant quelques jours sont coupées, après durcissement, en petits morceaux qu'on laisse dessécher. On les traite ensuite par 10 parties d'eau, soit 6 grammes d'eau pour 0,60 de substance capsulaire ; une heure après l'on filtre la mixture et on obtient un liquide un peu trouble qui jouit de la propriété coagulante très active.

L'interprétation de cette expérience embarrasse beaucoup nos auteurs qui se demandent, étant donné que le ferment fibrinogène doit être regardé suivant toute probabilité, comme le produit de la destruction cadavérique de certains éléments, comment il a pu se développer dans un viscère encore vivant. Ce n'est pas l'alcool qui a pu le produire, attendu que le caillot, obtenu en laissant écouler directement le sang dans l'alcool absolu, en contient à peine des traces.

Foa et Pellacani formulent, pour expliquer le fait, deux hypothèses. Suivant la première, dans les éléments des viscères vivants n'existerait pas le ferment proprement dit, mais sa substance génératrice, ou, suivant l'école de Schmidt, le *zymogène*. Celui-ci est fixé par l'alcool et, mis plus tard en contact avec l'eau et filtré, se transforme en ferment fibrinogène. *L'action de l'eau et la filtration seraient les deux conditions favorables de cette transformation*, d'après Rauschenbach.

(1) Page 135 136.

Dans la seconde hypothèse, la rénovation moléculaire incessante, qui s'opère dans l'intimité des viscères durant la vie, donnerait naissance à une certaine quantité de ferment fibrinogène existant dans les parenchymes vivants, qui serait fixé et mis en liberté par l'action de l'alcool.

Pour nous, l'interprétation de cette dernière expérience est bien simple. La production du ferment fibrinogène est due à la fermentation qui se produit dans la macération aqueuse de substance capsulaire laissée une heure à l'air libre et filtrée ensuite sans stérilisation aucune et sans précautions antiseptiques minutieuses. La nécessité de la présence de l'eau et de la filtration, signalée par Rauschenbach, s'explique ainsi facilement. Ce qui prouve mieux encore la vérité de cette interprétation, c'est que la substance fraîche des parenchymes ou des capsules surrénales, mise immédiatement en expérience ou préalablement stérilisée ne détermine pas la coagulation du sang.

Foa et Pellacani ont signalé eux-mêmes ce fait que la dilution des viscères frais filtrée au papier est bien moins active que celle filtrée à travers un linge. Enfin, les expériences de Di Mattei [1] ont montré que la filtration sur porcelaine ou sur le sable, ainsi que la stérilisation par la chaleur suffisent pour empêcher l'action coagulante de l'extrait des viscères frais, aussi bien que toute action délétère sur les animaux en expérience.

Il est donc probable que l'agent de la fermentation fibrinogène développé dans les organes frais est le résultat d'un commencement d'altération de ces organes. Di Mattei voit, dans les phénomènes provoqués chez les animaux, le résultat d'une septicémie véritable ou d'une pyosepticémie. Nous savons aujourd'hui que l'introduction expérimentale dans les veines ou sous la peau d'animaux vivants du ferment putride, pris sur des organes en voie d'altération ou provenant de cultures du *proteus vulgaris* de Hauser, déter-

(1) Di Mattei... *Archivio per le scienze mediche*, vol. VI, fascicule 3, 1882 et vol. VI, fascicule 4.

mine, outre la coagulation du sang dans la petite circulation, des accidents analogues à ceux rapportés dans les pages précédentes (1).

Jacowicki et Armin Köhler (2) avaient déjà signalé l'analogie des phénomènes obtenus avec le ferment fibrinogène et ceux de l'intoxication putride. Foa et Pellacani, tout en admettant la presque identité des symptômes de la septicémie avec les résultats de leurs expériences, se défendent de toute introduction de produits septiques, se basant sur l'état frais des viscères employés et sur l'absence de bactéries constatée, en deux expériences, dans les caillots intravasculaires et dans la sérosité de l'œdème. Si Di Mattei n'a plus obtenu les mêmes résultats en stérilisant les dilutions par la chaleur ou en les filtrant sur la porcelaine, c'est que le ferment fibrinogène est détruit par la chaleur prolongée ou arrêté par le filtre (3).

Quant à la similitude de leurs résultats avec la septicémie expérimentale, nos auteurs n'hésitent pas à l'interpréter de la façon suivante. Renversant les termes du problème, ils admettent que les symptômes de la septicémie sont dus au développement dans le sang du ferment fibrinogène, résultat de l'action destructive exercée par le poison putride sur les éléments du sang lui-même, de sorte que « tout poison qui détruit rapidement les éléments anatomiques du sang, y compris le ferment fibrinogène lui-même introduit expérimentalement, est capable de produire un tableau morbide semblable à la septicémie. »

Il nous paraît plus naturel de conclure que la production du ferment fibrinogène, d'une part, et les accidents généraux toxiques, de l'autre, sont dus à une seule et même cause : l'altération rapide des dilutions de viscères frais. Nous pouvons invoquer à l'appui de cette interprétation

(1) Voir sur ce sujet : *Contribution à l'étude de l'intoxication putride*, par Foa et A. Bonome, in *Archives italiennes de biologie*, t. VIII, 1884, fascicule III, page 219.

(2) Dissertations inaugurales de Dorpat, 1875 et 1877.

(3) Foa et Pellacani, loc. cit., page 114, note.

plusieurs remarques déjà faites à propos des expériences de Foa et Pellacani.

Leur *modus faciendi*, l'absence de précautions antiseptiques, l'innocuité du liquide après son maintien prolongé à 60°, après l'action de l'alcool absolu, ou par l'emploi immédiat du parenchyme frais, la filtration incomplète qu'ils lui font subir et le degré d'activité bien différent de leur extrait suivant qu'il est filtré au papier ou sur un linge, enfin les résultats variables obtenus en opérant avec des dilutions plus ou moins fraîches, etc., constituent autant d'arguments favorables à l'hypothèse d'une altération probablement microbienne des organes employés. Dans ce cas, l'agent de la fermentation fibrinogène ainsi développé, pourrait être soit un microorganisme qui n'est pas arrêté par la filtration incomplète opérée par les auteurs italiens, soit une ptomaïne résultat de la fermentation et soluble dans l'alcool.

Quoiqu'il en soit des explications précédentes, un fait à retenir de cette première série de faits expérimentaux, c'est que, si les capsules surrénales se placent au premier rang au point de vue de l'action toxique des viscères frais, les résultats observés ne diffèrent en rien de ceux obtenus par l'extrait frais d'autres organes.

Voici, maintenant, le résumé des principales expériences rapportées par Foa et Pellacani, sur la toxicité de la substance capsulaire.

a). (Exp. page 139). — 6 capsules surrénales fraîches de bœuf sont broyées, pilées et diluées dans 40 grammes d'eau, ensuite filtrées à travers un linge et du coton-verre. 3 cent. cubes de cette mixture sont *injectés lentement dans la jugulaire externe* d'un lapin. Cette injection produit des effets immédiats identiques à ceux déterminés par une dilution de subtance cérébrale : respiration précipitée, — mouvements péristaltiques de l'intestin et évacuation de matières fécales ; — plus tard, quelques secousses convulsives, d'abord locales, puis généralisées ; enfin, survient de l'opisthotonos, la dilatation pupillaire, l'anesthésie de la cornée et l'arrêt de la respiration ; la mort arrive deux minutes après le début de l'injection.

A l'autopsie : coagulation du sang dans le ventricule droit, le tronc et les branches de l'artère pulmonaire. Le caillot montre au microscope les éléments de la substance injectée : éléments myéliniques ou capsulaires.

Des injections intra-veineuses de substance testiculaire, du rein, du foie, etc., déterminent des accidents analogues, à un degré moindre cependant que la substance cérébrale et la capsule surrénale.

b). (Exp. page 141). — *L'injection sous cutanée*, sur un lapin, de 4 cent. cubes de la dilution concentrée de capsules surrénales de bœuf, amène la mort de l'animal le lendemain de l'opération. A l'autopsie, on trouve le cœur distendu par des caillots sanguins denses et, à l'endroit de l'injection, seulement une congestion circonscrite.

Si l'extrait capsulaire est plus dilué (exp. page 146), les effets sont plus tardifs ; l'animal est mort le 7e jour, très amaigri ; au point de l'injection, la peau présente une zone circonscrite de congestion et de l'œdème ; petit caillot blanc adhérent aux cordages tendineux valvulaires ; l'oreillette gauche contient un caillot dense, fibrineux, incolore. A l'examen bactériologique, *pas de bactéries* dans l'épaisseur du caillot, ni dans la sérosité de l'œdème cutané.

c). — 2 cent. cubes de la dilution capsulaire *injectés dans la trachée* d'un lapin le tuent en quelques instants, par coagulation du sang dans la petite circulation.

d). — *Injectée dans les testicules* de lapins, à la dose de 2, 3, cent. cubes, la dilution de capsules a produit quelquefois la mort de l'animal avec thrombose des vaisseaux lymphatiques abdominaux, d'autres fois seulement des effets locaux (orchite), quelquefois même des effets absolument nuls.

e). (Exp. page 149). — *L'injection intra-péritonéale* de

substance capsulaire diluée a été suivie une fois de la mort chez le lapin, le lendemain de l'opération ; les anses intestinales étaient recouvertes d'un exsudat fibrineux, non adhérent, sans hypérhémie du péritoine viscéral ou pariétal.

f) (Exp. page 159). — Chez le *chien*, l'*injection intra-veineuse* dans la jugulaire de 25 cent. cubes d'une forte dilution de capsules surrénales fraiches de bœuf, amène la mort avec des symptômes et des lésions identiques à ceux observés sur les lapins.

g). (Exp. page 152). — Sur un autre chien jeune, robuste, du poids de 20 kilog. 900, 15 cent. cubes d'une dilution de capsules de bœuf, filtrée au verre, injectée dans la veine dorsale du pied, amène la mort 6 heures après l'opération, produisant une *hyperthermie* passagère de 2° immédiatement après l'injection. Le sang et la pulpe splénique examinés par la méthode de Koch ne contiennent pas de bacilles. — Même résultat est obtenu par l'injection de substance cérébrale.

Jusqu'ici, nous venons de le voir, les expériences faites avec des dilutions aqueuses des capsules surrénales ne présentent aucune particularité distinctive des autres dilutions de viscères frais, autre que leur activité plus marquée, propriété qu'elles partagent, d'ailleurs, avec les extraits de pulpe cérébrale. Mais la seconde partie du Mémoire des auteurs italiens est consacrée à établir que la *substance capsulaire possède, en outre, une toxicité propre*, qu'elle conserve après l'action prolongée de la chaleur.

Tandis, en effet, que les extraits aqueux de cervelle, de foie ou de rein, sont devenus inoffensifs, même à assez forte dose, en injection intra-veineuse, lorqu'on les a maintenus pendant un certain temps à une température supérieure à 60°, par contraire, dans les mêmes conditions, 2 à 5 gram mes d'extrait aqueux de capsules surrénales de bœuf (environ parties égales de capsules et d'eau) suffiraient pour tuer un lapin. L'animal succombe en quelques instants à la suite de l'injection intra-veineuse, et une heure après l'introduction de 5 cent. cubes de la même solution par la voie sous-cutanée (2 exp. page 158). A l'autopsie, pas de caillots dans le cœur, sang noir et lentement coagulable, œdème aigu des poumons.

Conduits à étudier les caractères chimiques de la substance toxique qui serait contenue dans les glandes surrénales, Foa et Pellacani concluent de leurs recherches que cette substance serait soluble dans l'eau et dans l'alcool, insoluble dans l'éther et le chloroforme et que l'action est la même avec les capsules fraîches, qu'avec celles enlevées à l'animal quelques jours avant. Ils ont essayé d'isoler le produit toxique capsulaire, en utilisant l'action dissolvante de l'alcool. Voici la traduction textuelle de leur mode de préparation.

« Les capsules finement hachées sont laissées un certain temps au contact de l'eau bouillante que nous décantons ensuite. Nous répétons l'opération et nous évaporons l'eau. Le résidu est traité par l'alcool à froid qui dissout entièrement le principe actif, laissant précipiter un très grand nombre de substances indifférentes. Nous séparons par la filtration ce résidu fortement coloré par les pigments, et nous évaporons l'alcool presque incolore. Reprenant alors avec l'eau distillée dans laquelle est parfaitement soluble la substance active, nous éliminons d'autres substances inertes. Après avoir filtré et évaporé la solution aqueuse, nous obtenons un résidu coloré en noir, d'une odeur particulière, de réaction fortement acide, et qui, à la dose de 1 gramme, était suffisante pour tuer des chiens robustes [1]. »

Ce résidu, par son aspect, son acidité et ses propriétés spéciales, paraît identique à celui que nous avons obtenu

(1) Foa et P., mémoire cité, page 160

nous-mêmes, en suivant le mode de préparation indiqué par Marino-Zuco. En l'injectant sous la peau et dans les veines de chiens, de lapins et grenouilles, les auteurs ont vu survenir la mort des animaux, avec des doses relativement faibles. D'après eux, ces effets ne sauraient être attribués, ni à l'acidité du liquide qu'ils ont neutralisée sans en diminuer l'activité, ni à la présence d'une ptomaïne qu'ils ont isolée et reconnue inoffensive par elle seule. Nous aurons à discuter plus loin cette opinion après l'exposé de nos recherches personnelles.

Les travaux de Marino-Zuco et Guarnieri (1), fondés sur les résultats précédents qu'ils ont personnellement vérifiés, ont été dirigés surtout en vue d'isoler chimiquement le prétendu toxique surrénal.

Nous ne suivrons pas ces auteurs sur le terrain purement chimique. Nous nous sommes contentés de contrôler les résultats expérimentaux annoncés, en nous efforçant de suivre exactement leur manière de procéder, pour nous placer dans des conditions identiques. Nous verrons plus loin que nos expériences sont loin de confirmer leurs conclusions, et nous rechercherons la cause de ces divergences.

Il importe de rappeler ici, avec quelques détails, les conditions précises dans lesquelles ils opéraient, en laissant de côté les nombreuses réactions chimiques destinées à isoler le principe actif de l'extrait. Nous citons textuellement :

« Je commençai mes recherches en constatant la toxicité de l'extrait de cet organe, et je pus m'assurer qu'il suffit de quelques centimètres cubes de l'extrait aqueux d'un petit nombre de capsules pour produire la mort, même sur de gros lapins.

« Le fait le plus surprenant que je pus observer, dès le

(1) Recherches chimiques sur les capsules surrénales par MARINO-ZUCO. Archives italiennes de biologie, 1888, t. X, fascicule 3, page 325, et Recherches exp. sur l'action toxique de l'extrait aqueux des capsules surrénales par GUARNIERI et MARINO-ZUCO, ibid., page 335.

commencement de mes recherches, fut que la propriété toxique de l'extrait aqueux disparaît dès qu'on traite celui-ci soit par un acide, soit par une base. Le même extrait, qui d'abord était mortel, devient après ce traitement, complètement inoffensif.

« Cinquante capsules nettoyées mécaniquement de toute la graisse adhérente furent broyées, jusqu'à en faire une bouillie, mélangées avec un litre d'eau distillée, après quoi on les fit macérer à la chaleur du bain-marie pendant plusieurs heures. On passa le liquide froid à travers un linge, on pressa le résidu et l'extrait obtenu fut fait concentrer au bain-marie. Toutes les matières albuminoïdes étant déposées, on filtre avec le papier et on obtient ainsi un liquide très pur que l'on fait réduire toujours au bain-marie ; on reprend avec de l'eau et l'on fait réduire de nouveau, puis l'on filtre jusqu'à ce qu'on arrive à avoir un résidu, lequel se dissout complètement dans l'eau en la colorant d'un rouge vineux de réaction légèrement acide.

« L'extrait fut porté à la dilution de 200 cent. cubes, et 1 *centimètre cube injecté sous la peau d'un gros lapin a produit la mort en cinq minutes* (1). »

Dans le court article qui fait suite au précédent et dû à la collaboration de Guarnieri et Marino-Zuco, il est dit également que « *l'extrait aqueux de capsules surrénales (10* capsules de bœuf diluées dans 60 cent. cubes d'eau) injecté, dans la proportion d'un cent. cube, sur un lapin de moyenne grosseur, était capable de donner la mort dans un court espace de temps, tandis qu'au contraire, dès que l'extrait était traité par un acide ou par un autre réactif, il ne produisait plus, à dose égale ou même un peu plus forte, de phénomènes vénéneux *appréciables.* (2). »

Quant à la nature de la substance toxique contenue dans le parenchyme des capsules surrénales, Guarnieri et

(1) Page 325.
(2) Page 334.

Marino-Zuco croient l'avoir isolée sous la forme de *neurine* et d'*acides phosphorés organiques*. En combinant ces acides avec la neurine et en injectant la solution sous la peau de lapins et de grenouilles, ils disent avoir obtenu des symptômes toxiques analogues à ceux que produit l'extrait de capsules surrénales. Comme pour ce dernier, l'addition d'acide chlorhydrique atténue considérablement les effets toxiques.

Nos auteurs arrivent donc à conclure que *l'action toxique obtenue chez les animaux, par l'injection sous la peau ou dans les veines de l'extrait aqueux de capsules surrénales, est due à la présence dans ces organes de phosphate ou de phospho-glycérate de neurine.*

Nous discuterons plus loin ces conclusions. Pour le moment nous n'avons à nous occuper que des faits, et à voir si les résultats obtenus se reproduisent constamment dans des conditions identiques et aussi en variant le mode d'expérimentation. Tel est l'objet de nos recherches personnelles entreprises dans le seul but de vérifier si, oui ou non, l'extrait capsulaire surrénal, à l'état frais ou traité par des concentrations successives, possède des propriétés toxiques.

II. Expériences personnelles sur les animaux (1).

Les recherches qui suivent se divisent en trois séries d'expériences portant :

A. Sur l'extrait aqueux capsulaire frais.

(1) Nous devons des remercîements à M. le professeur Caillol de Poncy, qui a mis à notre disposition toutes les ressources de son laboratoire de chimie et de toxicologie.

B. Sur l'extrait aqueux obtenu par concentrations successives au bain-marie (mode de préparation de Marino-Zuco).

C. Sur la solution aqueuse du résidu capsulaire inciné ré.

A. — Extrait frais capsulaire.

L'extrait frais était obtenu de la manière suivante. Les capsules surrénales étaient recueillies sur le vivant ou aussitôt après la mort de l'animal. Une fois dépouillées avec soin de leur enveloppe graisseuse ou conjonctive, elles étaient découpées et broyées d'abord à sec, puis pilées avec addition progressive d'une certaine proportion d'eau distillée, filtrée et bouillie. L'opération était faite, suivant les cas, dans un verre à pied ou dans un mortier avec des ciseaux, une baguette de verre ou un pilon. Tous les récipients ainsi que les instruments avaient été préalablement stérilisés et toutes nos précautions étaient prises pour arriver à obtenir une asepsie aussi rigoureuse que possible : lavages et désinfection des seringues, flambage, stérilisation à l'étuve de la verrerie et des instruments, etc. Malgré ces soins minutieux exigés par la nature éminemment altérable des organes sur lesquels nous allions expérimenter, quelques-unes de nos opérations ont donné lieu à des accidents locaux et généraux que nous n'hésitons pas à regarder comme d'origine septique, l'introduction des germes infectieux étant fort difficile à éviter dans un milieu aussi peu aseptique que l'est la salle d'opération d'un laboratoire de physiologie et pendant certaines manipulations indispensables, telles que la filtration au papier toujours assez lente.

Une fois broyée ou pilée, la substance capsulaire a été allongée d'une certaine quantité d'eau distillée, filtrée et bouillie, quantité qui a varié depuis la proportion de une partie d'eau pour une de pulpe surrénale (parties égales), jusqu'à celle de 30/1. L'extrait aqueux ainsi obtenu a été employé, séance tenante, tantôt après simple décantation, tantôt après filtration soit au papier, soit au coton-verre, ou encore au coton tassé stérilisé, avec ou sans l'aide de l'aspiration à la trompe.

L'extrait capsulaire frais constitue un liquide neutre au papier réactif, de coloration blanc rougeâtre ou blanc laiteux, plus ou moins limpide, suivant l'espèce animale et suivant les manipulations effectuées. Nous avons expérimenté le liquide ainsi préparé et, autant que possible, maintenu stérile :

1° en injections intra-veineuses sur des chiens et des lapins ;

2° en injections sous-cutanées sur des chiens, des lapins et des grenouilles.

I. — Injections intra-veineuses d'extrait frais.

A. *Chiens*. — Exp. I. — Chien jeune. Injection intra-veineuse (veine fémorale) de 6 cent. cubes d'extrait aqueux à très faible dilution : une capsule de chien de même espèce et même taille, écrasée et diluée dans 30 cent. cubes d'eau distillée. Aucun phénomène immédiat ni consécutif autre qu'un peu de suppuration de la plaie.

Exp. II. — Le même chien reçoit, trois jours après, dans la veine fémorale du côté opposé une injection intra-veineuse de l'extrait aqueux suivant neutre. Les deux capsules d'un chien récemment tué sont écrasées et diluées dans 15 cent. cubes d'eau distillée et bouillie ; précautions antiseptiques. La totalité de l'extrait filtré, soit 12 cent. cubes est injectée dans le sang. Pas d'accidents immédiats, ni consécutifs.

Exp. III. — *10 capsules surrénales de chiens* tués au moment de l'opération, recueillies immédiatement après la section du bulbe sont broyées dans 10 cent. cubes d'eau stérilisée. L'extrait est filtré au papier à l'aide de la pompe. On obtient 14 cent. cubes de liquide lactescent neutre.

Ces 14 cent. cubes sont injectés en trente-cinq minutes dans la veine fémorale d'une jeune chienne de taille moyenne. L'animal était resté longtemps attaché renversé sur le dos sur la table d'opération ; sa température avait baissé d'un degré, et il paraissait déjà abattu lorsque nous avons commencé l'injection intra-veineuse. Voici les phénomènes observés dans le courant de l'opération :

A 2 cent. cubes 1/2, mouvements de déglutition, respiration accélérée ;

A 4 cent. cubes, vomissements abondants, respiration suspirieuse ;

A 13 cent. cubes, nouveaux vomissements, respiration profonde et plus fréquente, régulière.

L'opération terminée, l'animal, qui était demeuré abattu pendant l'injection, se réveille au moment des sutures. La température rectale observée pendant toute la durée de l'expérience est restée stationnaire à 39°, avec des variations qui ne dépassaient pas 1 ou 2 dixièmes de degré. Le pouls et la respiration, au contraire, se modifiaient presque à chaque instant, ce qui n'a rien que de très ordinaire chez les chiens. Les pupilles n'ont subi aucune modification pendant l'opération, ni après.

Le lendemain et les jours suivants l'animal va bien. Il est sacrifié huit jours après sans avoir présenté aucun accident d'intoxication.

Exp. IV. — L'extrait de *6 capsules surrénales de bœuf* dans 50 cent. cubes d'eau, filtré à la pompe sur du coton stérilisé, est injecté à la dose de 5 cent. cubes dans la veine fémorale d'un chien. Aucune modification ne se produit pendant l'injection ; l'animal est seulement un peu abattu. Le lendemain, le chien est très vigoureux, très alerte et mange avec voracité. Il succombe le quatrième jour à des accidents locaux : suppuration de la plaie et hémorrhagie par chute prématurée de la ligature.

B. *Lapins.* — Exp. v. — 6 capsules de bœuf sont pilées dans un mortier et diluées dans 50 cent. cubes d'eau. Le liquide est filtré au coton-verre. Injection intra-veineuse de 7 cent. cubes de l'extrait ainsi obtenu dans la veine jugulaire externe d'un lapin. L'injection a duré cinq minutes. L'animal a reçu en même temps 2 cent. cubes d'extrait capsulaire en injection sous-cutanée.

L'animal est abattu ; pas de convulsions ; détaché, il tombe sur le flanc, les quatre membres paralysés. Mort vingt minutes après l'opération. A l'autopsie faite immédiatement, le cœur continue à battre ; l'oreillette et le ventricule droit ainsi que l'origine de l'artère pulmonaire sont remplis par un gros caillot sanguin. Pas de coagulation sanguine dans le cœur gauche.

Exp. vi. — Un autre lapin de même taille reçoit une injection de 5 cent. cubes du même extrait capsulaire dans la veine jugulaire externe. Accélération de la respiration, convulsions d'abord limitées, puis généralisées. Mort trois minutes après le début de l'injection. Autopsie immédiate, le cœur battant encore : coagulation sanguine dans le cœur droit et l'artère pulmonaire.

Exp. vii. — 12 capsules de chiens tués séance tenante par section du bulbe sont broyées dans un verre à pied stérilisé, puis allongées d'un poids égal d'eau : (6 c. cubes) et filtrées au coton verre. L'extrait filtré épais, de coloration blanc rosé, mesure 3 cent. cubes. Il est injecté en totalité lentement, en six minutes, dans la veine jugulaire d'un lapin noir vigoureux de moyenne grosseur. L'animal, une fois détaché, est très abattu, ne se soutient plus sur ses pattes, reste couché sur le flanc. Il est essoufflé, ses pupilles restent sensibles. Au bout de cinq minutes, les mouvements reviennent ; le lapin se remet sur ses pattes, fait plusieurs sauts et reprend en partie sa vigueur. Le lendemain matin, il est trouvé mort, avec des caillots dans le cœur droit comme les précédents.

Les trois dernières expériences faites en suivant le procédé employé par Foa et Pellacani, nous ont donné, comme on le voit, des résultats identiques à ceux obtenus par ces auteurs : mort rapide des animaux par coagulation du sang dans les cavités du cœur droit et dans l'artère pulmonaire. C'est là une cause de mort indépendante de toute action toxique exercée par la substance capsulaire elle-même, puisque l'extrait frais d'une foule d'autres organes, préparé dans des conditions identiques, aboutit aux mêmes résultats. On a vu, par l'exposé précédemment fait des travaux de Foa et Pellacani, que ces expérimentateurs ont pu constater dans ces conditions la présence du *ferment fibrinogène*, regardé par Schmidt et son école comme l'agent de la coagulation sanguine. D'ailleurs, on ne comprend guère qu'il puisse en être autrement en injectant dans les veines d'un l'animal une quantité proportionnellement si forte (3 à 4 cent. cubes chez un lapin) d'une macération de substance animale qui a forcément subi le contact prolongé de l'air pendant les manipulations expérimentales, et si incomplètement filtrée au coton-verre qu'elle reste épaisse, grumeleuse et qu'elle a *de la peine à traverser la canule de la seringue à injection.*

Si, au contraire, l'extrait a été mieux filtré, soit au papier (exp. III), soit sur la porcelaine ou le sable (expériences de di Mattei), la coagulation en masse ne se produit pas et l'animal résiste. On a vu que dans nos quatre expériences sur les chiens, l'injection intra-veineuse n'a jamais déterminé la mort de l'animal ; un seul (exp. IV) a succombé à des accidents locaux, quatre jours après l'opération, sans avoir présenté d'autres symptômes qu'un peu d'abattement à la fin de l'injection. L'expérience III est particulièrement intéressante en raison de la quantité importante d'extrait injecté : 14 cent. cubes représentant environ la totalité de l'extrait de 10 capsules de chiens.

Il ne s'est produit pendant et après l'injection aucun autre phénomène que de l'abattement (l'animal est resté longtemps attaché sur la table) et deux vomissements ; pas de modifications de la température ni des pupilles, aucun symptôme nerveux rappelant ceux notés par les auteurs italiens.

Serions-nous en droit d'attribuer les légers accidents

signalés plus haut à une action toxique véritable, exercée par l'extrait capsulaire ? Nous ne le pensons pas et nous sommes disposés à les regarder plutôt comme des troubles passagers de la circulation pulmonaire ou encéphalique déterminés par l'injection intra-veineuse. En effet, l'examen microscopique montre dans le liquide blanc-laiteux injecté des éléments assez volumineux, tels que : des goutelettes graisseuses, des débris de tissu capsulaire, mêlés à des globules sanguins et à de très-nombreuses granulations animées de mouvements browniens.

Or, le mélange au sang de ces éléments et leur passage dans les fins capillaires du poumon et de la substance nerveuse peuvent suffire à déterminer de la gène dans la circulation cérébrale ou pulmonaire, et même de fines embolies capillaires : on pourrait expliquer de la sorte la résolution observée pendant l'expérience et les vomissements qui se sont produits chez un de nos chiens.

Nous rapprocherions volontiers ces phénomènes de ce qui a été observé à la suite des injections intra-veineuses de lait. Nous savons que ces injections faites à fortes doses peuvent amener la mort et Laborde a constaté dans ce cas l'encombrement, par les globules graisseux, du poumon, de l'intestin et des centres nerveux [1].

Si la filtration a été incomplète et si, en même temps, on a injecté une dose massive de substance capsulaire, ce ne sont plus alors de fines embolies que l'on est exposé à produire, mais bien la coagulation en masse du sang dans les vaisseaux pulmonaires et dans le cœur droit, comme dans nos expériences v, vi et vii, et dans celles de Foa et Pellacani. On trouve alors au centre du caillot les éléments microscopiques du parenchyme capsulaire. Au contraire, si la dose injectée est plus faible ou la filtration mieux

(1) Laborde, *Société de biologie*, 1er février 1879, et thèse de Culcer, Paris, 1879, n° 217. Voir aussi sur les causes de la mort à la suite des injections intra-veineuses de lait : Moutard-Martin et Richet, *Académie des sciences*, juil. 1879

faite, les petites embolies qui peuvent se produire ne déterminent aucun accident sérieux et le rétablissement de l'animal s'opère sans aucun phénomène d'intoxication.

Nos expériences d'injection intra-veineuse ne nous permettent donc pas de conclure à de véritables accidents toxiques dus à un principe contenu dans le parenchyme des capsules surrénales.

Cependant une dernière série de faits serait de nature à nous laisser des doutes à cet égard. En procédant comme Foa et Pellacani, et en maintenant pendant un quart d'heure l'extrait capsulaire de bœuf à 65°, puis filtrant au papier, nous avons obtenu la mort de l'animal (lapin) par l'injection intra-veineuse de 3 cent. cubes et par l'injection sous-cutanée de 11 centimètres cubes.

Exp. vi. *bis*.—Six capsules de bœuf pilées, diluées dans 60 c. c. d'eau sont passées à travers un linge avec expression. L'extrait maintenu au bain-marie à 65° pendant un quart d'heure est ensuite filtré au papier. On obtient ainsi un liquide rosé, neutre, qui est injecté dans la veine jugulaire d'un lapin vigoureux, à la dose de 3 cent. cubes. Nous n'observons pas l'arrêt initial de la respiration noté comme caractéristique par Foa et Pellacani, mais, quelques minutes après l'injection, l'animal meurt avec quelques convulsions dans le train postérieur.

Autopsie : Poumons très congestionnés, surtout le gauche et aux environ du hile. Leur surface est marbrée de larges plaques violacées noirâtres ; apparence d'infarctus. Pas de caillot dans le cœur ni dans la jugulaire.

Exp. vii. *bis*. — Un lapin noir vigoureux reçoit en une série d'injections sous-cutanées faites à quelques minutes d'intervalles l'une de l'autre, 8 1/2 centimètres cubes de l'extrait précédent. Un quart d'heure après, le lapin n'a présenté aucun phénomène anormal ; il reste alerte, vigoureux. Une dernière injection sous-cutanée de 2 1/2 c. c. est pratiquée, suivie au bout de 15 minutes d'accélération de la respiration. L'animal est plus abattu, mais se met à manger ; puis, tout à coup, il fait de grands bonds dans sa cage, et retombe inerte le train postérieur soulevé, la tête et les pattes antérieures contre le sol ; il meurt quelques minutes après.

Autopsie : Pas de caillots dans le cœur. Poumons très congestionnés, plus encore que dans l'expérience précédente ; petits noyaux pâles tranchant sur la surface qui est d'un rouge sombre.

Dans ces deux cas, nous n'avons pas trouvé les caillots habituels dans le cœur droit, mais seulement des lésions pulmonaires qui nous ont paru constituer de véritables infarctus. Il serait possible qu'au lieu de la coagulation en masse, nous n'ayons obtenu ici que la formation de caillots plus ténus ayant déterminé la mort par embolies pulmonaires multiples. On remarquera, d'ailleurs, la quantité relativement considérable d'extrait capsulaire injectée chez ces deux animaux.

2°. — Injections sous-cutanées d'extrait frais

A. *Injections sur des chiens.* — Exp. VIII. — Vingt capsules fraîches de *bœuf* pesant 200 grammes sont broyées, pilées dans un mortier, délayées dans une égale quantité d'eau (200 cent. cubes) distillée, filtrée et bouillie. L'extrait est ensuite passé à travers un linge, et exprimé sans filtration. Le liquide obtenu a une coloration rougeâtre trouble, et une réaction neutre.

Injection sous-cutanée de cet extrait frais sur un chien de moyenne taille : 5 centimètres cubes en deux injections l'une à l'aisselle et l'autre au pli de l'aine. Pas de symptômes immédiats : — vingt quatre heures après œdème très considérable du prépuce et de l'abdomen dans le voisinage de l'injection ; ballonnement gazeux de ces parties. *Mort quarante-huit heures après l'opération par septicémie et gangrène gazeuse.* Abcès fétide gangréneux plus développé au pli de l'aine.

Exp. IX. — Faite avec le même extrait. Un autre chien de même taille reçoit en trois injections sous-cutanées (aisselle et aine) 7 cent. cubes 1/2 d'extrait capsulaire de bœuf. Il meurt au bout de quarante-cinq heures, en présentant les mêmes accidents locaux et généraux que le précédent, plus accentués encore et à marche plus rapide. Aucun phénomène d'intoxication ne s'est manifesté immédiatement après l'injection et dans les trois ou quatre heures qui ont suivi. Les symptômes de septicémie ont débuté environ cinq à six heures après par de la prostration, de l'abattement et du gonflement douloureux dans le point injecté.

La gangrène gazeuse, qui s'est manifestée dans ces deux expériences et que nous n'avons plus observée depuis, nous paraît devoir être attribuée à une circonstance spéciale. Les précautions antiseptiques habituelles avaient bien été prises, mais nous nous sommes servis, pour passer l'extrait et l'exprimer, d'une gaze qui avait longtemps séjourné dans le laboratoire exposée à l'air, et que nous avons laissée trop peu de temps à l'étuve. La stérilisation a été certainement incomplète et c'est là, croyons nous, l'origine des accidents graves qui se sont produits chez nos animaux. Nous n'en devons pas moins retenir ce fait que l'introduction de 2,5 grammes chez l'un, de près de 4 grammes chez l'autre de substance capsulaire de bœuf, n'a donné lieu à aucun symptôme immédiat pouvant déceler l'absorption d'un produit toxique quelconque.

Exp. x. — Les deux capsules surrénales d'un *chien* (1) sacrifié par section du bulbe sont recueillies immédiatement, broyées et diluées dans 5 parties d'eau distillée, bouillie. L'extrait est injecté après simple décantation à un petit chien : 1 cent. cube sous la peau de l'aine droite et 1 c.c. 1/2 à l'aine gauche. L'injection est douloureuse ; pas d'autre symptôme appréciable après l'injection. Pas de phénomènes généraux consécutifs. Abcès au niveau des deux points injectés ; — guérison.

Exp. xi. — Injection sous-cutanée du même liquide (1 cent. c. à l'aine droite) sur un petit chien levrette. Mêmes résultats locaux et généraux : Suppuration locale.

Exp. xii. — Les deux chiens de l'expérience xliii et xliv sont sacrifiés : chacun d'eux présentait un abcès au niveau de l'injection faite, état général bon. Leurs 4 capsules sont broyées dans un verre à pied stérilisé, toutes les précautions d'usage étant

(1) Il est bon de noter qu'il s'agit d'un animal du laboratoire opéré antérieurement et chez lequel existait une plaie suppurante.

prises, en les additionnant de 10 cent. cubes d'eau distillée bouillie. L'extrait décanté, non filtré, est neutre au tournesol, d'une coloration blanc laiteux. Deux injections de 1/2 cent. c. chacune, sont pratiquées sous la peau du thorax, chez un petit chien mouton de 3 kilogs. Douleur assez vive pendant les injections.

Aucun accident immédiat, ni après demi-heure d'observation. Quarante-huit heures après, petite induration à droite et induration plus allongée à gauche sous le ventre. Abcès local dans les deux points injectés ; pas de symptômes généraux.

EXP. XIII. — Petit chien de 4 kilogs. Injection sous-cutanée de 1 centimètre cube du même extrait sur le côté droit du thorax. Douleur pendant l'opération. Résultats identiques immédiats et consécutifs. Petite induration limitée à droite au niveau du point injecté ; l'animal est resté très alerte et très vigoureux.

Dans les faits précédents, où nous avons, à dessein, expérimenté l'extrait capsulaire de chiens porteurs de suppurations locales, quoique en apparence parfaitement sains au point de vue de l'état général, on voit que les résultats ont toujours été identiques : aucun symptôme d'intoxication ni de septicémie générale, douleur et abcès local aux points opérés.

Cependant, l'intégrité parfaite des capsules surrénales à l'œil nu, la faible proportion d'extrait injectée et les soins opératoires rigoureux auraient dû, ce nous semble, nous mettre à l'abri de cet accident. La constance des résultats semblerait prouver que les capsules surrénales, comme probablement d'autres viscères d'un animal en état de suppuration locale, peuvent contenir, sur le vivant, le microbe agent de la suppuration. En l'absence du contrôle bactériologique, cette opinion ne peut, d'ailleurs, être émise qu'avec la plus grande réserve.

B. *Injections sous-cutanées d'extrait frais capsulaire sur des lapins.* EXP. XIV. — Injection sous-cutanée d'extrait frais de *capsules de bœuf* (parties égales de substance capsulaire et d'eau distillée filtrée et bouillie), à la dose de 2 centimètres cubes 1/2 sur un lapin ordinaire. L'extrait injecté fraîchement préparé avait été simplement passé à travers une gaze stérilisée, sans autre filtration ; coloration rougeâtre sale, réaction neutre. Aucun symptôme immédiat.

Le lendemain matin (environ quatorze heures après), l'animal va bien et reçoit une *deuxième injection sous-cutanée* de 2 c. cubes du même liquide filtré au papier et conservé de la veille.

Nous notons un peu d'affaissement dans la soirée, pas d'autres phénomènes appréciables. Le lendemain la vigueur est revenue et l'animal subit plusieurs vivisections (section du sympathique, etc.), qui amènent sa mort quatre jours après.

L'autopsie nous montra un peu de suppuration au pli de l'aine, à l'endroit de la deuxième injection. La première, au contraire, n'a pas laissé de traces.

Exp. xv. — Semblable à la précédente. Un autre lapin reçoit une première injection sous-cutanée de 2 c. cubes de l'extrait frais non filtré de capsules de bœuf, puis une deuxième injection de 1,5 c. c. du même extrait filtré au papier. Pas de phénomènes locaux ni généraux.

Exp. xvi. — Six capsules de bœuf broyées et diluées dans 50 cent. cubes d'eau sont passées avec expression à travers un linge, puis filtrées à la pompe sur du coton stérilisé. L'extrait obtenu de coloration jaune rougeâtre est injecté sous la peau du ventre d'un jeune lapin, à la dose de 2 centimètres cubes. Aucun symptôme d'intoxication. Mort quatre jours après, d'accidents locaux : large suppuration au point injecté avec décollement étendu de la peau.

Exp. xvii. — Injection sous-cutanée de 3 cent. cubes du même extrait capsulaire de bœuf à un autre lapin jeune. Nous n'observons aucun phénomène spécial après l'opération et pendant les deux jours suivants. L'animal meurt le 4e jour avec des accidents nerveux : parésie du train postérieur ; le lapin est couché sur le flanc droit ; rotation de la tête à droite ; convulsions spontanées et provoquées par l'excitation de la peau. Mort.

Ici comme dans les autres expériences, les résultats obtenus ne paraissent pas se rapporter à des accidents véritables d'intoxication capsulaire, puisque nos lapins ont pu recevoir de 1 à 3 grammes de parenchyme capsulaire pur sans éprouver de phénomènes toxiques à bref délai. On remarquera, en outre, que la suppuration locale et les symptômes généraux tardifs, qui se sont montrés, n'ont apparu qu'au bout de plusieurs jours et seulement à la suite de l'injection d'extrait capsulaire filtré, opération qui nécessite toujours un certain temps et favorise l'altération du liquide.

Exp. XVIII. — Injection sous-cutanée à un jeune lapin de 1 c. cube d'extrait frais non filtré provenant de quatre *capsules de chien*, broyées à la pince et délayées dans 10 cent. cubes d'eau ; (chaque cent. cubes contient 0,20 de substance capsulaire pure). Au dernier moment, la fine canule de la seringue est bouchée par des grumeaux et l'on est obligé d'employer une canule beaucoup plus grosse ayant déjà servi et sans stérilisation préalable.

Après l'opération et vingt-quatre heures après l'animal va bien; le soir du 2e jour se montre une tumeur œdémateuse à l'endroit de l'injection ; le 3e jour, il meurt sous nos yeux après quelques convulsions. Abcès local, pas de lésions anatomiques notables à l'autopsie.

Exp. XIX. — Lapin de l'expérience XV opéré sans résultats plusieurs jours auparavant. Injection de 1 cent. cube de l'extrait précédent (capsules chien) dans les mêmes conditions. Pas d'accidents immédiats ; suppuration large au point de l'injection (paroi abdominale), lavages de l'abcès au sublimé. Amaigrissement marqué ; mort le 4e jour.

Exp. XX. — Six capsules de chiens, tous en voie de suppuration locale, sont broyées et additionnées de 10 c. c. d'eau filtrée et bouillie (toutes les précautions antiseptiques étant prises). Chaque cent. cube d'extrait = 0,30 de substance capsulaire pure. Injection de 1 c. c de ce liquide décanté, non filtré, sous la peau du flanc gauche, à un lapin. Pas de symptômes immédiats ; trois jours après, induration sous-cutanée au lieu de l'injection.

Exp. XXI. — Injection sous-cutanée du même liquide (1 cent. cube) à un autre lapin, au niveau du flanc, la peau étant cette fois préalablement rasée et lavée au sublimé. Résultats identiques : aucun symptôme immédiat, mais deux jours après forte induration au point injecté, tendance à la suppuration.

Exp. XXII. — Deux autres chiens présentant des abcès locaux suites de l'injection sous-cutanée d'extrait capsulaire concentré par la chaleur, sont sacrifiés. Leurs quatre capsules surrénales préparées comme ci-dessus suivant les règles d'une antisepsie rigoureuse, sont injectées sous la peau d'un lapin à la dose de 1 c. c. d'extrait à 2/10. Pas de phénomènes généraux consécutifs ; induration et petit abcès local.

Exp. XXIII. — Injection sous-cutanée à un second lapin du même extrait à la même dose. Mêmes résultats : Abcès local très limité, état général bon.

Les quatre dernières expériences sont à rapprocher de celles de la p. 37 (exp X à XIII) et donnent lieu aux mêmes réflexions.

Exp. XXIV. — Les deux capsules surrénales d'un *lapin* recueillies immédiatement après la mort, sont broyées avec 5 cent. c. d'eau distillée et bouillie. Le liquide non filtré est injecté sous la peau d'un lapin. Résultat négatif local et général.

Exp. XXV. — Même résultat négatif en répétant l'expérience sur un second animal avec les capsules d'un autre lapin.

C. *Injections d'extrait frais capsulaire sur les grenouilles.*

a). Capsules de bœuf. — Exp. XXVI. — Petite grenouille vigoureuse.

Injection sous-cutanée de 1 cent. cube 1/2 d'extrait frais filtré de capsules de bœuf (parties égales de substance capsulaire et d'eau distillée).

Dix minutes après nouvelle injection de 1 c. c. 5 en deux piqûres ; douleur pendant l'injection. Les cornées restent très sensibles ; aucun trouble de la sensibilité générale ni du mouvement ; mise dans l'eau, la grenouille nage avec vigueur.

Le soir et le lendemain l'animal a conservé sa coloration normale ainsi que l'énergie de ses mouvements volontaires et réflexes. Aucun phénomène consécutif à noter.

Exp. XXVII. — Une autre grenouille qui avait déjà servi à une autre expérience quatre jours auparavant (extrait capsulaire de chien), reçoit en 1/2 heure et en trois injections sous-cutanées, 2 cent. cubes d'extrait filtré frais de capsules de bœuf. Après le premier cent. cube, diminution de la sensibilité cornéenne ; après le second cent. cube *anesthésie complète des cornées*, réflexe cornéen aboli ; réflexes généraux et mouvements spontanés bien conservés. Le soir, l'insensibilité de la cornée persiste; coloration vert pâle de la peau avec œdème. La grenouille a survécu.

Exp. XXVIII. — Sur une petite grenouille on pratique une première injection sous-cutanée de 1/4 de cent. cubes d'extrait frais de capsules de bœuf non filtré. Observée pendant quinze minutes, elle ne présente aucun phénomène anormal; la sensibilité cornéenne reste *parfaite* ainsi que la motilité et les réflexes.

Le lendemain, 2e injection, en 3 piqûres, de 1 cent. cube du même extrait filtré, suivie d'une légère diminution de la sensibilité de la cornée ; réflexes et mouvements volontaires conservés. Le soir, la grenouille a changé de couleur, mais la sensibilité et la motilité sont intactes.

b). Capsules de chiens. — Exp. XXIX. — Deux capsules surrénales de chiens pesant ensemble 0 gr. 910 sont broyées et diluées dans quatre fois leur poids d'eau distillée soit 3cc. 65. 1cc 1/2 de cet extrait est injecté en quatre fois sous la peau d'une grenouille vigoureuse. Chaque injection est espacée d'un quart d'heure pendant lequel l'animal est soumis à une observation minutieuse.

Résultat entièrement négatif ; aucune modification immédiate ou consécutive dans la sensibilité, la motilité et les réflexes. La grenouille reste vigoureuse, avec sa couleur normale et quatre jours après elle sert de sujet pour une autre expérience (XXVII).

Exp. XXX. — Injection de 1cc 1/4 d'extrait frais *non* filtré de capsules de chien (4 capsules dans 10 c. c. d'eau). Cinq minutes après l'injection de 1 c.c., diminution manifeste de la sensibilité *des cornées ; à part cela, pas d'accidents.*

Le lendemain, la sensibilité cornéenne est redevenue normale ; la grenouille est très agile et va bien.

Exp. XXXI. — La grenouille de l'exp. XXVI reçoit en demi heure 1 c.c. de l'extrait *précédent* en deux injections. Pour l'une d'elles on est obligé de remplacer la fine canule ordinaire par une canule plus grosse incomplètement stérilisée.

Aucun symptôme immédiat ne se produit, mais quarante-heures après se développe de l'œdème local et du sphacèle de la peau à l'endroit de cette injection.

Exp. XXXII. — Un autre extrait frais est préparé avec quatre capsules de chien broyées dans 10 c. c. d'eau. 1 c. c. du liquide non filtré, injecté à une grenouille n'a déterminé aucun phénomène anormal.

Exp. XXXIII. — Deux injections du même extrait, d'un 1/2 c. c. chacune, sont faites à une petite grenouille. 1/4 d'heure après les cornées sont un peu moins sensibles ; mise dans l'eau elle nage vigoureusement ; réflexes normaux.

Deux jours après la grenouille est trouvée morte.

d). Capsules de lapins. — Exp. XXXIV. — Injection sur la grenouille de 1 c. c., en deux fois à 10 minutes d'intervalle, de la dilution de capsules surrénales de lapin (deux capsules) dans 5 c. c. d'eau. Résultat négatif.

Exp. XXXV. — Même résultat sur une autre grenouille avec 1 c. c. injecté en une seule fois sous la peau.

Exp. XXXVI et XXXVII. — Quelques jours après, les mêmes grenouilles reçoivent une nouvelle injection de 1 c. c. d'extrait frais de capsules de lapin. Résultat également négatif.

En résumé, sur les douze expériences pratiquées sur les grenouilles, deux fois seulement les animaux ont succombé deux et trois jours après l'opération. Dans l'un de ces cas (XXXI) la mort doit être attribuée à un accident local (œdème et sphacèle de la peau) dû à l'emploi d'une canule trop volumineuse et probablement septique, la même qui a déterminé des accidents chez le lapin (XVIII). Dans l'autre (XXXIII), les symptômes immédiats ont été à peu près nuls et rien ne prouve que la mort survenue deux jours après soit la conséquence directe de l'intoxication capsulaire. Les dix autres expériences ont fourni des résultats négatifs, même avec des doses d'extrait capsulaire relativement fortes (1 gramme et 1 gr. 5 de substance capsulaire pure). En fait de symptômes immédiats nous avons noté une seule fois l'anesthésie complète, mais temporaire de la cornée (exp. XXVII) et deux fois la diminution de la sensibilité cornéenne. L'action de l'extrait frais capsulaire sur les grenouilles est donc loin de témoigner en faveur de la toxicité du parenchyme surrénal.

B. — Extrait aqueux concentré.

Nous nous sommes efforcés de suivre aussi exactement que possible le mode de préparation employé par les expérimentateurs italiens, Guarnieri et Marino-Zuco, de manière à rendre nos résultats comparables à ceux qu'ils ont obtenus. A cet effet, dans deux séries d'expériences, nous avons fait digérer au bain-marie, soumis à l'expression à travers un linge, à la filtration au papier et aux manipulations successives indiquées par ces observateurs, le liquide préparé en triturant un certain nombre de capsules de bœuf. L'extrait obtenu a été porté à la dilution de 100 centimètres cubes pour 25 capsules, correspondant au titre de l'extrait expérimenté par eux. Ce liquide, de coloration brun foncé caramel, à odeur de peptone et franchement acide, fut successivement injecté sous la peau à des lapins, des chiens et des grenouilles.

Voici, d'ailleurs, le détail de nos préparations et de nos expériences.

1re SÉRIE. — 16 capsules fraîches de bœuf dépouillées de leur graisse avec soin par la dissection sont coupées en morceaux, pilées dans un mortier et réduites en bouillie. Après les avoir additionnées de 320 centimètres cubes d'eau distillée, elles sont mises au bain-marie pendant trois heures. Réaction neutre du liquide. Après l'avoir laissé refroidir on le filtre à travers un linge, le résidu est exprimé et l'extrait filtré est remis au bain-marie pendant deux heures.

Il présente une coloration brun-rougeâtre, l'odeur du bouillon et la réaction légèrement acide. Le résidu sec est inciné réé pour être expérimenté ultérieurement.

Après cette deuxième concentration, l'extrait est mis à refroidir, puis décanté et filtré au papier. En demi-heure, il a filtré 40 centimètres cubes de liquide brun-rougeâtre, ambré, à réaction acide plus prononcée qu'avant l'opération. Cette première portion obtenue est mise au bain-marie pendant que la partie restante achève de se filtrer et l'on y ajoute successivement le reste de l'extrait au fur et à mesure qu'il a traversé le filtre. Nous avons pris cette précaution pour prévenir, autant qu'il était en notre pouvoir, l'altération de la substance éminemment fermentescible sur laquelle nous avions à opérer. La filtration totale n'a pas duré moins de 24 heures : elle nous a donné 170 centimètres cubes d'extrait. Nous l'avons fait réduire de nouveau, puis évaporer jusqu'à ce que nous obtenions un résidu rouge soluble dans l'eau. Ce résidu, repris avec 64 cent. cubes d'eau distillée (proportion correspondante à 100 cent. cubes pour 25 capsules), donne une solution brun foncé caramel, à odeur de peptone, acide.

Le poids total des capsules surrénales fraîches employées était de 192 grammes soit 12 grammes en moyenne par capsule. Chaque centimètre cube de la solution précédente représente donc l'extrait concentré de 1/4 de capsule surrénale de bœuf, soit 3 grammes de parenchyme capsulaire.

Pendant les opérations multiples et prolongées que nécessite la préparation de l'extrait par ce procédé, nous nous sommes efforcés de nous mettre à l'abri des causes ordinaires d'altération des liquides organiques, en prenant toutes les précautions antiseptiques possibles : stérilisation par la chaleur des instruments, des vases, des filtres, emploi d'eau stérilisée, etc. Nous n'osons pas espérer cependant d'être parvenus à les éviter tout à fait, en particulier pendant les transvasements et la filtration successive. Nous avons cru important de faire dès à présent cette remarque ; elle nous servira plus tard à expliquer la dissemblance de nos résultats avec ceux obtenus par les expérimentateurs italiens, qui ont opéré sans antisepsie préalable.

Voyons maintenant les effets observés sur les animaux au moyen de l'extrait capsulaire ainsi préparé.

A. *Lapins.* — Exp. XXXVII. — Lapin de taille moyenne. Injection sous-cutanée de 1 cent. cube de l'extrait concentré. *Aucun effet appréciable* après une heure d'observation ; va tout à fait bien le lendemain et les jours suivants :

Exp. XXXVIII. — Injection de 2 cent. cubes 1/2 du même extrait à un second lapin vigoureux. *Même résultat absolument négatif* au point de vue de l'état local et général.

B. *Grenouilles.* — Exp. XXXIX. — Première injection sous-cutanée de 1/4 de cent. cube sur une grenouille ordinaire. Au bout de cinq minutes aucun phénomène appréciable ; sensibilité de la cornée conservée.

Une deuxième injection est faite à la même dose cinq minutes après la première.

La troisième de 1/4 de cent. cube pratiquée à cinq minutes d'intervalle est suivie presque immédiatement d'*anesthésie complète des deux cornées* avec perte du réflexe palpébral. Mouvements spontanés et réflexes conservés et faciles. La sensibilité cutanée paraît diminuée ; pas d'autre phénomène pathologique. La sensibilité de la cornée commence à revenir à droite au bout de trente minutes après la troisième injection, à gauche après cinquante minutes seulement. Au bout d'une heure le réflexe cornéen est redevenu normal des deux côtés.

Exp. XL. — La même grenouille est de nouveau mise en expérience le lendemain ; elle a conservé sa vigueur, mais ses cornées sont restées peu sensibles. Elle reçoit une injection sous-cutanée de 1/2 cent. cube de l'extrait capsulaire brun concentré. conservé de la veille. Une minute après l'injection, *anesthésie absolue des deux cornées*, immobilité des pattes postérieures. La sensibilité cutanée paraît abolie. Les réflexes ne se produisent plus par la simple piqûre, mais ils sont très énergiques par l'application d'une goutte d'acide nitrique sur le talon.

Dix minutes après, deuxième injection sous-cutanée de 1/2 cent. cube. — Vingt minutes : les mouvements volontaires sont presque abolis, les réflexes diminuent, l'anesthésie cornéenne persiste.— A 35', mort apparente ; la grenouille reste sur le dos sans mouvement ; réflexes à peu près nuls ; la respiration continue mais très diminuée. — A 45' : les mouvements spontanés et réflexes commencent à reparaître, la respiration se fait mieux. Une heure après l'injection, l'animal a repris un peu de sa vigueur et recommence à nager ; les réflexes sont mieux marquées ; les cornées sont toujours insensibles.

Cinq heures plus tard, la grenouille reste submergée incapable de remonter à la surface de l'eau. Exposée à l'air, elle ne fait plus aucun mouvement, mais respire encore. Membres postérieurs et tronc œdématiés, coloration vert pâle ; meurt dans la nuit.

Exp. XLI.—Une petite grenouille très vivace reçoit 1 cent. cube de l'extrait concentré préparé depuis 24 heures, en trois injections faites sous la peau à cinq minutes d'intervalle l'une de l'autre. Aucun phénomène anormal n'est observé. Le réflexe cornéen persiste ; la cornée droite paraît seulement un peu moins sensible que la gauche. Réflexes et mouvements normaux. La grenouille a survécu sans accidents consécutifs.

Les résultats de cette première série d'expériences sont loin de confirmer les faits signalés par les expérimentateurs italiens. Tandis que ces derniers ont donné la mort en cinq minutes à un lapin de moyenne grosseur avec une injection sous-cutanée de 1 cent. cube de l'extrait capsulaire obtenu à la dose et avec les procédés indiqués plus haut, nos lapins ont pu recevoir 1 et même 2 cent. cubes 1/2 sans en être nullement incommodés, sans présenter aucun symptôme local ou général digne d'être noté.

Chez une grenouille 1 cent. cube n'a également produit aucun effet. Par contre, sur la première nous avons vu se produire l'anesthésie de la cornée après l'absorption de 3/4 de cent. cube, et le lendemain des accidents plus graves suivis de la mort 7 à 8 heures après une seconde injection de 1 cent. cube d'extrait.

Cette expérience nous paraît insuffisante pour entraîner la conviction, si l'on considère qu'il s'agit d'un animal qui a subi en 24 heures cinq injections successives, représentant une forte dose d'extrait concentré acide et, par conséquent, irritant, surtout si on la met en regard des autres résultats négatifs de la 1re et de la 2e série.

2me SÉRIE. — 40 capsules de bœuf, pesant 400 grammes, traitées par le procédé décrit ci-dessus, ont fourni 64 cent. cubes d'extrait filtré clair, de coloration brun foncé caramel, à odeur de peptone, assez fortement acide. Ce liquide a été injecté sous la peau à des chiens, des lapins et des grenouilles, le plus souvent après ébullitions successives destinées à stériliser l'extrait que nous avons pu conserver ainsi pendant plusieurs jours sans altération apparente. Nous devrons tenir compte de cette circonstance, car ces ébullitions répétées ont nécessairement concentré la solution. Ajoutons que malgré les précautions prises, il nous est impossible d'affirmer que notre extrait fût toujours demeuré absolument stérile. En effet, un échantillon conservé dans un tube stérilisé a présenté au bout de quelques jours un développement assez marqué de micro-organismes. Le microscope nous a permis d'y reconnaître la présence d'éléments bacillaires nombreux et très bien caractérisés.

EXP. XLII. — Chien de moyenne taille. Injection sous la peau du côté droit du thorax de 1 cent. cube 1/2 de l'extrait concentré de la deuxième série, sans ébullition préalable. Résultat immédiat absolument négatif. Le troisième jour, *abcès au point de l'injection*, du volume d'un abricot. L'état général reste bon.

EXP. XLIII. — Le même chien reçoit, trois jours après la première expérience, une autre injection à l'épaule droite de 1 cent. cube du même extrait traité par des ébullitions successives. Douleur pendant l'opération. Pas de phénomènes généraux autres qu'un peu d'abattement les jours qui suivent.

Le troisième jour, apparition d'une tumeur dure, puis fluctuante, du volume d'une mandarine, sur l'épaule droite opérée. Abcès. L'animal se rétablit promptement.

Il est sacrifié le sixième jour : suppuration au niveau des deux injections ; la première a donné lieu à un décollement assez étendu ; rien à noter dans les viscères.

EXP. XLIV. — Petit chien. Deux injections sous cutanées de 3/4 de cent. cubes chacune, de l'extrait concentré (2me série) bouilli à trois reprises, sont pratiquées de chaque côté des flancs. Deux jours après, *eschare à l'endroit des deux injections ;* pas de gonflement autour d'elles. L'état général est resté bon ; aucun symptôme d'intoxication ne s'est produit.

EXP. XLV. — Le chien précédent reçoit, trois jours plus tard, une nouvelle injection de 1 cent. cube à l'épaule droite. Douleur manifeste pendant l'opération ; le chien pousse des cris. Pas de symptômes immédiats. L'animal reste très vigoureux les jours suivants, malgré ses larges plaies du ventre. 48 heures plus tard, induration allongée au point injecté en dernier lieu. Le jour suivant la tumeur est plus dure et paraît se résoudre sans suppuration extérieure. Le chien est sacrifié le quatrième jour. A l'autopsie la tumeur est constituée par une paroi indurée limitant une mince couche de pus crémeux demi-solide. Les plaies latérales sont en voie de bourgeonnement ; pas de lésions viscérales.

EXP. XLVI. — Petit chien neuf. Injections sous cutanées de l'extrait capsulaire (2me série) stérilisé par trois ébullitions successives à 24 heures d'intervalle. 1/2 cent. cube à l'aine gauche. 1/2 cent. cube peau du thorax à droite. 1 cent. cube sur le flanc. Aucun symptôme d'intoxication générale ; l'animal est resté vigoureux et bien portant. *Eschares* dans les trois points injectés : celle du pli de l'aine s'est montrée la première.

EXP. XLVII. — Petit chien de l'expérience X. *Injection intra-pulmonaire* de 2 cent. cubes de l'extrait stérilisé (2me série), faite au niveau d'un espace intercostal gauche. Accidents nuls ; état général très satisfaisant.

Le lendemain, nouvelle injection intra-thoracique de 1,5 cent. cube du même extrait pratiquée à droite. Pas de symptômes généraux ; large *eschare* de la paroi thoracique droite au niveau de la dernière injection. Sacrifié après trois jours. L'autopsie montre que l'injection du côté droit n'a pas dépassé la paroi thoracique. A gauche, à l'endroit de la première injection, il n'existe aucune lésion pulmonaire ni pleurale ; la paroi thoracique est également saine.

EXP. XLVIII. — Petit chien levrette de l'exp. XI. *Injection intra-pulmonaire* à droite de 1 cent. cube de l'extrait capsulaire (2me série) stérilisé par des ébullitions successives. 1/4 d'heure après l'opération l'animal vomit après avoir bu ; pas d'autres symptômes immédiats ni consécutifs. Observé pendant trois jours, il va tout à fait bien.

Sacrifié le 23 juillet. A l'autopsie, pas de fausses membranes ni de lésions pleurales. Le poumon est sain ; la paroi thoracique est normale : *l'injection n'a produit aucune lésion pulmonaire* et n'a pas laissé de traces.

EXP. XLIX. — Injection sous cutanée à un *lapin* de 1 cent. cube de l'extrait capsulaire concentré de la 2me série. Aucun phénomène appréciable. Trois jours après, petite induration limitée (*abcès local*) à l'endroit de l'injection. Etat général parfait.

EXP. L. — Même injection au pli de l'aine à un autre lapin. Même résultat. Pas de symptômes toxiques ; petit abcès local.

EXP. LI. — *Grenouille* petite assez vigoureuse. Injection sous la peau de 1 cent. cube à la fois de l'extrait brun (2me série) bouilli. Demi-heure après réflexes cornéens diminués, mouvements volontaires impossibles, réflexes réduits à quelques secousses musculaires. L'animal est inerte, change de couleur ; le train postérieur devient jaune ; mort environ 3/4 d'heure après l'injection.

EXP. LII. — Le lendemain, sur une autre grenouille, injection sous la peau de 1 cent. cube du même liquide, en deux injections. Les cornées restent très sensibles ; la grenouille va bien ; résultat négatif (1).

EXP. LIII. — Trois jours plus tard, le même extrait capsulaire (2me série), soumis à des ébullitions répétées, est injecté à une troisième grenouille. Première injection de 1/4 cent. cube douloureuse. La motilité paraît un peu diminuée après l'injection ; réflexes cornéens intacts. Deuxième injection, un quart d'heure après, de 1/2 cent. cube. Diminution de la sensibilité de la cornée. 10 minutes après la dernière injection, les quatre membres sont paralysés. la grenouille est en état de mort apparente, la cornée est encore sensible. Mis dans l'eau, l'animal n'a plus que quelques mouvements réflexes à la piqûre. Cependant, l'attouchement au talon avec une baguette trempée dans l'ammoniaque provoque des réflexes violents généralisés 40 minutes après la première injection (mouvements réflexes de natation et de fuite). Le côté droit semble plus paralysé que le gauche. La sensibilité de la cornée persiste, mais diminuée. Les réflexes sont encore bien marqués après 1 heure 1/4. *Mort* 1 heure 1/2 après le commencement de l'expérience.

(1) Il est à craindre, dans ce cas, qu'une certaine portion du liquide injecté ne soit ressortie par la piqure.

Exp. LIV. — Grenouille petite, mise en expérience en même temps que la précédente. Injection sous cutanée de 1/4 cent. cube. Douleur, réflexe cornéen intact.

1/4 d'heure après, nouvelle injection de 1/4 cent. cube suivie d'une diminution de sensibilité de la cornée. 1/2 heure après la première injection, la grenouille perd sa vigueur, semble paralysée et contracturée. Anesthésie de la cornée.

40 minutes après le début : mort apparente, réflexes généraux persistants par l'attouchement au talon avec l'ammoniaque.

1 heure 1/4. Anesthésie absolue des deux cornées ; l'ammoniaque provoque à peine quelques réflexes limités au membre correspondant. Mort 1 heure 1/2 après le début.

Les effets observés dans cette deuxième série d'expériences sur les grenouilles concordent assez bien avec ceux décrits par Guarnieri et Marino-Zuco : anesthésie de la cornée, diminution, puis cessation des mouvements respiratoires, abolition des mouvements volontaires, diminution des réflexes, changement de coloration de la peau et mort apparente précédant la mort réelle de 10 à 20 minutes. Seulement ces auteurs les obtenaient avec des doses moins élevées, puisqu'il nous a fallu pour tuer une grenouille la dose de 1 gramme d'extrait, qui leur a suffi pour déterminer la mort chez les lapins en 5 minutes. Or, la quantité de substance capsulaire employée à la confection de l'extrait, était égale dans les deux cas, et elle avait subi les mêmes préparations chimiques. Nous sommes donc amenés à conclure que, si l'extrait obtenu par les auteurs italiens est, en réalité, plus toxique que le nôtre, cette propriété n'est probablement pas le fait de la substance capsulaire elle-même. Nous croyons qu'il faut plutôt attribuer une variation si marquée dans les effets à la différence dans les précautions prises pendant les manipulations.

On pourra même remarquer que, dans nos deux séries d'expériences, les extraits obtenus ne possédaient pas exactement la même activité, celui de la 2me série ayant déterminé des phénomènes généraux (grenouilles) et locaux (lapins et chiens), plus intenses que le premier. Il est à noter, en effet, que l'extrait aqueux concentré de la

2me série a déterminé chez tous nos animaux des suppurations du tissu cellulaire sous-cutané. Seule, l'injection intrapulmonaire a été absorbée sans réaction locale. Les accidents généraux ont toujours été nuls, excepté chez les grenouilles.

Injection intra-veineuse de l'extrait aqueux capsulaire concentré.

Exp. LV. Chien de 13 kilog... Injection intra-veineuse (veine fémorale) de l'extrait de la première série, préparé la veille et conservé dans un tube stérilisé.

20 centimètres cubes sont injectés lentement en une demi-heure. Température rectale avant l'opération = 40°.

A 3 cent. cubes, vomissements, réflexe pupillaire conservé.

4 cent. cubes, respiration précipitée, haletante.

8 cent. cubes, respiration plus lente, stupeur, dilatation pupillaire, cornées sensibles.

13 cent. cubes, l'animal paraît se réveiller, résiste violemment, aboiements plaintifs.

20 cent. cubes. La température est restée stationnaire à 40° pendant toute l'opération. Le pouls et la respiration ont présenté, au contraire, des variations très grandes et variables à chaque instant.

Quelques minutes après, l'animal rend une assez grande quantité de sang rouge vif spumeux par les narines et meurt subitement sans convulsions.

A l'autopsie, pas de coagulation du sang dans le cœur, ni dans l'artère pulmonaire. Poumons congestionnés ; nous n'avons pas pu découvrir de signes certains d'embolie.

Exp. LVI. Chien noir, 8 kilog... Injection lente (en 1 heure 35) dans la veine fémorale de 14 cent. cubes de l'extrait capsulaire concentré de la deuxième série, bouilli un moment avant l'opération.

A 3 cent. cubes, la respiration devient rare, tend à s'arrêter ; le pouls est ralenti. Stupeur.

A 4 cent. cubes, respiration plus fréquente ; l'animal tire la langue, haletant.

A 6 cent. cubes, respiration régulière, pouls très irrégulier. Pupilles sensibles dilatées.

A 7 cent. cubes, deux mouvements convulsifs. L'animal n'a poussé aucun cri depuis le début de l'opération.

9 cent. cubes 1/2. Le chien se met à pousser des cris violents. A partir de ce moment, il continue à se débattre assez violemment et paraît souffrir.

12 cent. cubes. Battements tumultueux du cœur ; cornées moins sensibles.

14 cent. cubes. Arrêt de l'opération. La température a oscillé tout le temps entre 39°9 et 40°2.

Cinq minutes après la fin de l'injection, le chien meurt sans convulsions au moment où on le détache.

A l'autopsie, mêmes lésions que dans l'expérience précédente.

Les symptômes ont été assez concordants dans les deux cas : stupeur pendant la première partie de l'injection, agitation convulsive dans la deuxième, pas de modification de la température, grandes irrégularités du pouls et de la respiration, dilatation pupillaire, mort rapide. Nous ne nous croyons pas autorisés pour cela à interpréter ces deux expériences en faveur de la toxicité de l'extrait capsulaire. Il est possible, en effet, que l'acidité du liquide ait pu jouer un certain rôle, ou que la formation d'un coagulum sanguin ait donné naissance à des embolies viscérales passées inaperçues à l'autopsie.

La mort par embolie pulmonaire est particulièrement admissible dans le premier cas. On remarquera, en outre, la forte proportion d'extrait injecté, s'élevant à près de 2 cent. cubes par kilogramme d'animal.

C. *Solution aqueuse du résidu capsulaire incinéré.*

Une dernière série d'expériences a porté sur le résidu capsulaire séparé de l'extrait par la filtration. Ce résidu incinéré a été repris par l'eau distillée et injecté, après filtration au papier et stérilisation, dans la veine fémorale d'un chien. La solution obtenue est transparente, limpide, assez fortement acide, d'une densité de 1005.

EXP. LVII. Le résidu de seize capsules de bœuf ayant servi à faire l'extrait concentré de la première série, pèse, à l'état frais, 192 grammes. Il est incinéré à l'air libre, broyé, puis additionné de 100 cent. cubes d'eau distillée et filtré au papier. Le résidu est lavé plusieurs fois avec l'eau de filtration, de manière à entraîner toutes les matières solubles. On obtient ainsi 90 cent. cubes de solution claire, transparente, assez fortement acide qui se conserve sans altération dans un ballon stérilisé.

Injection intra-veineuse fémorale sur un petit chien vigoureux de 6 kil. 20 cent. cubes de la solution sont injectés en 30 minutes. Résultats notés : salivation très abondante, contraction papillaire, sensibilité de la cornée conservée, agitation et manifestations douloureuses, intelligence nette, pas de stupeur, abaissement de la température de 1/2 degré à la fin de l'opération. Rétablissement complet, aucun phénomène consécutif.

EXP. LVIII. Chien de 13 kilog... Injection intra-veineuse de la solution du résidu capsulaire incinéré de la deuxième série (10 capsules de bœuf ; quantité de la solution après filtration au papier = 70 cent. cubes), 38 cent. cubes sont injectés sans déterminer aucune modification du côté de la respiration, du cœur, de la température, du système nerveux. A noter seulement un peu de myosis, pas de ptyalisme. Trois jours après, accidents locaux et suppuration.

Ainsi qu'il fallait s'y attendre, l'injection dans les veines du résidu capsulaire incinéré a déterminé des effets analogues à ceux d'une solution saline ordinaire. Rien ne faisait supposer, en effet, que le parenchyme des capsules surrénales dût se comporter autrement que les autres tissus de l'organisme soumis à l'incinération. D'ailleurs, une substance toxique, même insoluble, aurait parfaitement pu être détruite par la chaleur et disparaître sans laisser de traces dans le résidu.

Les deux dernières expériences n'ont donc qu'une valeur tout à fait relative, au point de vue de la toxicité du parenchyme surrénal.

Conclusions.

Les réflexions dont nous avons fait suivre chaque série d'expériences nous dispenseront d'entrer dans de longs développements.

Nous devons tout d'abord écarter du débat les cas suivis de mort à la suite d'injection intra-veineuse d'extrait frais ayant déterminé la coagulation sanguine dans la petite circulation, résultat obtenu avec tous les extraits viscéraux et indépendant de la toxicité capsulaire.

Nous avons vu que l'extrait devient de plus en plus inoffensif, à mesure qu'il a été mieux filtré et que les précautions aseptiques ont été plus rigoureuses. Même après la filtration, le liquide reste trouble et contient de nombreuses particules en suspension : noyaux de cellules, globules rouges et blancs, globules graisseux, capables de se réunir en amas et d'obstruer les petits vaisseaux, en provoquant la coagulation sanguine, non plus dans les cavités du cœur droit, mais dans les artères des centres nerveux et dans les capillaires du poumon. Ainsi pourraient s'expliquer certains phénomènes passagers observés sur quelques-uns de nos animaux pendant l'injection intra-veineuse d'extrait frais. On a vu, dans la plupart de nos expériences, que nous avons pu injecter des doses relativement fortes d'extrait capsulaire sans déterminer d'accidents d'intoxication.

Les injections sous-cutanées d'extrait frais nous ont donné le plus ordinairement les mêmes résultats négatifs, au point de vue des phénomènes généraux.

Il en a été de même pour l'extrait aqueux concentré. Il a fallu des doses considérables pour tuer les grenouilles, encore les effets n'ont-ils pas été constants, et nous avons été obligés de faire des réserves sur la nature des accidents mortels observés sur les chiens à la suite de l'injection intra-veineuse du même extrait concentré.

Nous sommes ainsi amenés à conclure que notre extrait capsulaire, préparé suivant les mêmes procédés et aux mêmes doses que l'extrait des auteurs italiens, possédait une activité bien inférieure à ce dernier. Au lieu de l'action toxique, rapide et violente signalée par eux, nous avons vu les effets se borner généralement à une irritation purement locale.

Nous ne trouvons pas d'autre explication à donner de cette divergence si marquée que la différence dans les précautions prises au point de vue de la stérilisation, puisque, à part cela, les manipulations ont été les mêmes. Il est difficile de ne pas admettre qu'un tissu aussi éminemment altérable que l'est celui des capsules surrénales subit nécessairement, au contact de l'air, des vases, des filtres, et pendant le temps relativement long qui s'écoule entre les diverses opérations qu'on lui fait subir, une série de fermentations successives qui peuvent développer dans son sein des principes toxiques nouveaux, de véritables ptomaïnes qui n'existaient pas dans le parenchyme vivant. Voilà pour l'altération du suc capsulaire frais. Dans l'extrait concentré, l'action prolongée de la chaleur détermine, en outre, des réactions chimiques qui peuvent modifier profondément la composition du liquide en expérience. Ce qui le prouve, c'est la réaction fortement acide de cet extrait comparé au suc capsulaire récent qui est parfaitement neutre.

Le plus ou moins de précautions prises pour retarder l'altération du parenchyme capsulaire suffirait donc, à notre avis, à expliquer, par le développement plus ou moins avancé des ptomaïnes dans l'extrait, la toxicité si variable de celui-ci ; toxicité que nous avons vue être nulle dans la plupart de nos expériences et qui se montre si marquée dans les résultats obtenus par d'autres expérimentateurs. En d'autres termes, nous croyons que *la substance surrénale normale et vivante ne contient aucun principe toxique*, mais que les accidents généraux graves produits dans certains cas chez les animaux par l'introduction dans les veines ou sous la peau d'une dilution de cette substance, peuvent s'expliquer par son altérabilité excessive et probablement par le développement dans son sein, au contact de l'air, de ptomaïnes toxiques.

Même dans ce cas, il faut une proportion relativement considérable de parenchyme surrénal pour déterminer des accidents sérieux chez les animaux. Ces accidents ont été observés exclusivement à la suite d'injections sous-cutanées ou intra-veineuses, jamais il n'en a été signalé après l'injection par l'estomac. Les capsules surrénales peuvent donc servir impunément à l'alimentation. De même, dans les expériences de Tizzoni (1) et dans les nôtres (2), la substance des capsules surrénales évidées ou broyées sur l'animal vivant, a toujours été résorbée dans le péritoine sans déterminer aucun phénomène anormal.

Tous ces faits sont loin de plaider en faveur de la toxicité capsulaire. Aussi croyons-nous prématuré de discuter la nature du principe toxique admis par certains auteurs dans le tissu des capsules surrénales. L'opinion de Guarnieri et Marino-Zuco notamment qui admet l'existence dans ces organes, à l'état normal, du *phosphate ou du phosphoglycérate de neurine*, nous paraît susceptible de donner lieu à de nombreuses objections.

Que les capsules riches en éléments nerveux fournissent à l'analyse chimique d'un côté du phosphore, de l'autre de la neurine, il n'y a évidemment à cela rien d'étonnant ; les centres nerveux en contiennent en bien plus forte proportion. Mais que ces deux éléments y coexistent sous la forme d'une combinaison toxique, le fait est bien invraisemblable.

En effet, la quantité d'acide phosphorique et de neurine obtenue par l'analyse de mille capsules de bœuf est si

(1) Archives italiennes de biologie. 1884, page 333.

(2) Mémoire sur l'*Anatomie et la physiologie pathologiques des capsules surrénales*, couronné par l'Académie de médecine, 1889.

minime qu'elle ne peut suffire à elle seule pour expliquer leur toxicité. Or, d'après les recherches de nos confrères italiens, il faut une dose de 1/10me de milligramme de phospho-glycérate, ou de 3 milligrammes au moins de phosphate de neurine pour tuer une grenouille. Il faudrait donc admettre que la minime quantité d'extrait capsulaire qui leur a suffi pour amener la mort du même animal contenait une quantité au moins égale du même composé chimique ; ce qui équivaudrait à une proportion relativement considérable dans l'extrait de mille capsules de bœuf, proportion bien supérieure à celles qu'ils ont obtenue.

Rien ne prouve, par conséquent, que le parenchyme des capsules surrénales à l'état frais contienne autre chose que le phosphore et la neurine des éléments anatomiques. La présence, à l'état libre, au sein de la glande surrénale vivante d'un composé vénéneux à base de neurine est une hypothèse purement gratuite, et, dans tous les cas, ce principe serait en quantité tout à fait insuffisante pour rendre la substance capsulaire toxique.

Quant à l'action spéciale de l'acide chlorhydrique, qui aurait la propriété de rendre inoffensif l'extrait aqueux de capsules surrénales, sans y voir un argument en faveur du phospho-glycérate de neurine, peut-être faut-il admettre que les ptomaïnes ou les produits de fermentation sont neutralisés par l'acide minéral ou décomposés par lui, ou bien encore que ce dernier agit à la façon d'un antiseptique, en détruisant les ferments et en stérilisant l'extrait lui-même.

On pourrait rapprocher de ce fait l'action bien connue de l'acide chlorhydrique sur les matières alimentaires introduites dans l'estomac. Les expériences de Straus et Wurtz (1) montrent, en effet, que dans le suc gastrique, c'est l'acide chlorhydrique qui détruit les produits virulents, conclusion déjà adoptée par Falk et Wesener.

(1) *Archives de médecine expérimentale et d'anatomie pathologique*, tome I, 1889, page 371.

Quoi qu'il en soit de ce dernier point, au sujet duquel nous ne voulons pas discuter plus longuement, n'ayant pas eu l'occasion de le vérifier dans les expériences qui précèdent, nos recherches personnelles nous conduisent plutôt à admettre, contrairement aux résultats publiés par les médecins italiens, que la substance des capsules surrénales, à l'état frais, ne renferme aucun principe toxique. Ce dernier ne s'y développerait que dans certaines conditions, après la mort de l'animal et pendant les diverses manipulations nécessitées par la préparation de l'extrait capsulaire. Nous ne nous dissimulons pas cependant que cette question est loin d'être encore définitivement résolue. En présence des résultats contradictoires obtenus, de nouvelles recherches sont nécessaires pour élucider plus complètement ce point de physiologie expérimentale.

www.ingramcontent.com/pod-product-compliance
Lightning Source LLC
LaVergne TN
LVHW012013160826
845678LV00002B/813

* 9 7 8 2 3 2 9 6 7 2 1 8 2 *